LETTRE
SUR
L'ÉLECTRICITÉ
MÉDICALE.

Qui contient des Expériences singulières d'Électricité relatives à la Médecine ; & les Essais surprenans d'une nouvelle Méthode d'administrer des Remèdes par le moyen de l'Électricité :

Écrite de Venise par M. PIVATI, Membre de l'Académie de Bologne, à M. ZANOTTI, Sécretaire de là même Académie.

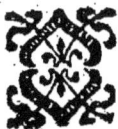

A PARIS,

Chez DE BURE l'Aîné, Libraire, Quai des Augustins, à l'Image Saint Paul.

_____

M. DCC. L.

Avec Approbation & Permission. (3)

AVERTISSEMENT

DU

TRADUCTEUR.

LA Lettre suivante roule sur des Expériences si curieuses & qui pourroient devenir si importantes, que je crois faire un véritable présent au Public en la lui offrant. Elle m'est tombée par hazard entre les mains. Un Italien qui voyage l'a montrée à un Gentilhomme qui aime & qui cultive les Sciences, comme une nouveauté qui avoit fait quelque bruit en Italie, & ce Gentilhomme a eu la bonté de me

la faire lire. Elle m'a paru si
intéressante que j'ai pensé tout
de suite à la rendre publique;
il m'en a donné la permission,
& je me suis haté de la tra-
duire, pour ainsi dire, au courant de la plume, parceque
l'Italien étoit pressé de partir.
Je demande donc quelque
indulgence pour le stile, mais
je garantis la fidélité de ma
Traduction; les Sçavans &
les Curieux seront, à ce que
je crois, plus jaloux de l'un
que de l'autre. J'ai seulement
supprimé, pour ménager le
peu de tems que j'avois, quelques longueurs & quelques
détails de Théorie qui ne sont
pas essentiels pour l'intelli-
gence des expériences. Je ne

crois pas qu'il soit besoin d'inviter ceux qui cultivent cette partie de la Physique à suivre des Expériences aussi intéressantes, qui pourroient fournir à la Médecine des secours si nouveaux & si supérieurs, & perfectionner la découverte la plus utile peut-être que la Providence ait jamais fait éclore pour le bonheur du genre humain. C'est le but que je me suis proposé en publiant cette Lettre, & je m'estimerois infiniment heureux d'y avoir contribué même en si peu de chose. Au reste la modestie de l'Auteur ne doit pas le faire prendre pour un Sçavant du commun. C'est encore moins un empirique qui ait entrepris par des vues d'intérêt d'abufer de la crédulité du Public. C'eſt un Juriſconſulte de Veniſe, à qui la République a confié l'importante & l'honorable place de Surintendant de la Librairie ; il eſt membre de l'illuſtre Académie de Bologne ; il travaille actuellement à un Dictionnaire des Sciences, dont il a déja donné trois Tomes, & indépendamment de tout cela, l'amitié & la correſpondance de l'illuſtre M. Morgagni, qu'il cite dans ſa Lettre, ſuffiroit pour en donner une idée diſtinguée.

A Grenoble le 10 Décembre 1749,

LETTRE

SUR

L'ÉLECTRICITÉ

MÉDICALE.

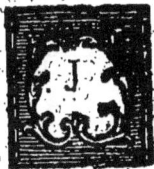

JE ne me proposois pas sitôt, Monsieur, de mettre sous vos yeux, & sous ceux de l'illustre Académie dont j'ai l'honneur d'être Membre, les découvertes que j'ai faites sur l'Electricité Médicale. J'avois résolu de rassembler auparavant une suite plus considérable d'Expériences, que j'aurois accompagnées de quelques réfléxions, & non pas de

vous préfenter un ouvrage informe,
une fimple ébauche, qui cependant, fi un habile homme y mettoit
la main, pourroit, à ce que je crois,
devenir un Ouvrage de conféquen-
ce, & des plus capables de faire
honneur à l'Italie. Mais deux
puiffans motifs me déterminent
à vous préfenter ce fruit de mes
travaux, quoique peut-être un peu
précoce. Premièrement la nouveauté & les grands avantages dont
mes obfervations font entrevoir l'efpérance, pourroient engager quel-
qu'un à les publier fans ma partici-
pation ; cependant fi elles paffoient
par une autre bouche que la mien-
ne, elles en pourroient fouffrir quelque altération, & ne pas fe trouver
affez conformes à l'éxacte vérité.
D'un autre côté, ces premiers Effais fourniront plus de vûes, & par-
viendront bien plutôt à la per-
fection fous les yeux de tant de Sçavans, que s'ils reftoient plus long-

tems renfermés dans la fphère étroi-
te de mes propres idées.

L'inclination que je me fuis fenti
dès ma première jeuneffe pour l'é-
tude de l'Hiftoire naturelle , & que
j'ai confervée au milieu de mes
diverfes occupations , a toujours
nourri chez moi un efprit de recherche & d'obfervation. Je ne
pouvois manquer par conféquent
d'être vivement intéreffé par le phénomène de l'Electricité , qui s'attire
aujourd'hui dans toute l'Europe l'attention des Phificiens les plus célé-
bres. Les divers ouvrages qu'on a
déja publiés à ce fujet , & ceux
qu'on ne ceffe de publier tous les
jours , font une preuve des progrès
qu'on a faits dans cette recherche.
Mon ardeur s'eft accrue par les Expériences que j'ai vû faire en ce
genre par *M. Vabft* Saxon , qui eft
actuellement Médecin des Armées
de l'Impératrice en Italie. Il faifoit
d'abord tourner un Globe de verre

d'environ un pied de diamètre ;
au moyen d'une grande roue , & il
en a fait tourner dans la suite jusqu'à quatre ; mais outre que cette
dernière opération est assez péni-
ble , elle est quelquefois dangéreuse , comme l'Expérience l'a fait
voir. Je pensai donc à me faire
une Machine plus simple & moins
fatigante. Je rencontrai sur ces en-
trefaites un Flamand nommé *M.*
Boissard , qui après avoir servi long-
tems dans la Marine d'Espagne
couroit le monde , & faisoit des
Expériences d'Electricité avec une
Machine assez petite. Elle me ser-
vit de modèle pour en construire
une légère & portative ; & en y
ajoutant quelques commodités , je
me vis en état de faire à mon aise
diverses Expériences. Il seroit trop
long de vous détailler toutes celles
que j'ai faites , soit de mon chef ,
soit en vérifiant celles que décri-
vent les Phisiciens Ultramontains.

Il me fuffira de vous dire que je
n'ai ceffé, & que je ne ceffe point
d'y employer tout le loifir que me
laiffent mes autres occupations. Il
en eft arrivé qu'après avoir d'abord
obfervé en Curieux, j'ai peu à peu
obfervé en Phificien, & enfin en
Médecin. Après avoir paffé en re-
vûe tous les Phénomènes merveilleux d'attraction & de répulfion ;
d'étincelles, de rayons lumineux,
de petites flammes, de pénétration,
de percuffion, de commotion, &c.
J'ai paffé à l'obfervation des mê-
mes effets fur divers corps naturels, comme plantes, foffiles, minéraux, &c. Et j'ai obfervé des
variétés fingulières, foit dans la lumière qu'ils rendent, foit dans les
fenfations qu'ils occafionnent.

J'ai obfervé, par éxemple, que
fi on électrife un vafe de fleurs,
lorfqu'on touche feulement le vafe,
la terre, les fleurs, les feuilles rendent une lumière, & occafionnent

une sensation différente suivant que
la plante abonde en sels, en soufre,
en huile, &c. Si on approche le doigt
à la distance d'un demi-pouce d'une
fleur des plus fraîches, & même déta-
chée de la plante, on en fait sortir
un petit cône de lumière, dont la
pointe qui touche la fleur est d'un
rouge tirant sur le bleu ; & cette
petite flamme vient frapper le doigt,
même à un pouce de distance, sans
causer aucune sensation douloureu-
se. Cette flamme est un faisceau de
rayons très-subtils & divergens, qui
vont frapper continuellement le
corps qu'on leur présente, se pliant à
toutes les infléxions, & même à toutes les révolutions qu'on lui fait faire, & cette petite fontaine de lumière
ne tarit qu'à l'approche du doigt, de
la main ou de tel autre corps non
électrifé. Cependant la fleur quelque
délicate qu'elle soit, n'a rien perdu de
sa fraîcheur, ni de son coloris. J'ai in-
troduit cette petite flamme dans une

de mes narines , & j'ai fenti un écoulement d'odeur de la fleur très-agréable , accompagné d'une odeur de nitre , qui m'a caufé pendant quelques heures une efpèce de froideur , ou pour mieux dire, d'enchifrênement dans cette partie du nés. La Canelle , le Geroffle , la noix Mufcade & autres aromates produifent le même effet. Il eft à remarquer que fi on approche plus près de la fleur , elle produit une étincelle , & on fent comme une piquure d'épingle. En approchant le doigt d'une feuille de la plante elle fe courbe incontinent vers le doigt à la diftance d'environ un demi-pouce; & de l'extrémité de cette feuille, pourvû qu'elle foit diamétralement oppofée au doigt , il fort un filet de lumière violette dont l'extrêmité eft blanche, qui frappe le doigt fort légèrement & fans relâche. Mais fi on préfente le doigt de côté & de près , ce n'eft plus

un simple filet de lumière, c'est une
étincelle, avec piquure & petille-
ment. Il faut encore remarquer que
les étincelles sont colorées diverse-
ment suivant la nature de la plante,
& qu'elles tirent presque toujours
sur la couleur de la fleur qu'elle doit
produire.

Les pierres rendent de la lumière
& excitent des sensations, à proportion des sels fixes ou volatils qu'elles
contiennent. On en peut dire autant
des fossiles, des minéraux, des
animaux &c. Un corps graisseux ou
onctueux ne produit aucun effet
sensible; mais s'il est salé il produit
l'étincelle & la piquure. Quelques
morceaux de pierre lumineuse
que le Vésuve a vomis ne produisent aucun effet. La neige au-
contraire en produit un qui est merveilleux; la lumière qu'elle rend
est très-éclatante, le coup est plus
fort qu'à l'ordinaire, & elle paroît
un moment comme un cristal dans

lequel on auroit allumé une bougie.
Mais la glace ne rend qu'une lumière foible, & ne fait rien de plus;
son effet est beaucoup moindre que
celui de l'eau commune. Le nitre
est un des corps qui s'illuminent incontinent, & d'une assés belle lumière; mais il faut qu'il soit naturel,
la lumière en est plus foible quand
il est cristallisé. La poudre à canon
fuit & se dissipe sans s'enflammer.
Un charbon produit une petite flamme. Un tison ardent fait une assés
longue traînée de lumière comme
un cheveu très-fin, à la distance
d'environ un pied d'une barre de fer
posée horisontalement pour com-
muniquer avec la machine. Un
morceau de pierre tiré de la terre,
produit l'étincelle & le coup, s'il
contient du minéral, autrement il
rend seulement une lumière foiblement colorée. Les Mines produisent
une étincelle & un coup assés fort,
& la couleur de l'étincelle varie

fuivant la qualité du métal qu'elles contiennent. Celle du plomb rend une lumière fombre; celle du cuivre en jette une rougeâtre avec une fenfation aigue; celle du fer eft forte & pefante. L'étincelle de l'argent eft très-blanche & la piquure affés fenfible; celle de l'or eft plus douce. Le Régule de Mars éclaire & pétille avec force. Le diamant jette un éclat qui éblouit, & fes étincelles répréfentent, en petit, la foudre & les éclairs. Il en arrive à peuprès autant de la pierre d'aiman armée à fes deux pôles. Enfin j'ai fait quantité d'expériences fur les trois régnes, & j'en ferois bien d'avantage, & avec plus d'ordre, fi je pouvois me procurer aifément tous les corps naturels ou artificiels qui font l'objet de la chimie. C'eft ce qui me fait fouhaiter ardemment de me trouver à Bologne pour y profiter de la belle collection de l'Académie, & des fecours de tant d'habiles

biles Profeſſeurs, qui m'aideront
à ce que j'eſpère, à pénétrer plus
avant dans ce nouveau monde de
découvertes. Je vous détaillerai,
quand j'aurai plus de loiſir, les
expériences que j'ai faites ſur le ſel
marin qui éclaire & qui petille, ſur
la boüe ſalée de nos canaux qui for-
me une ſorte de Phoſphore, ſur l'ar-
ſenic, le cobalt, la calamine, le
vitriol, le mercure, le cinabre
naturel, l'antimoine de Hongrie,
&c. Je me contenterai aujourd'hui
de vous dire que la multiplicité
d'expériences que j'ai faites, m'a
convaincu de plus en plus de la
vîteſſe, de la force, & de la ſub-
tilité de cette matière Electrique,
qui pénétre en un inſtant toutes les
parties de tels corps que ce ſoit,
même à une très-grande diſtance,
& peut-être alors avec plus de force,
comme on l'éprouve dans une longue communication de barres de
fer, ou d'un grand nombre de per-

B

fonnes qui fe tiennent par la main, ou qui communiquent enfemble de quelque autre manière. Ce qui me confirme encore fon activité fur le corps humain, c'eft qu'elle accélère le mouvement du pouls de huit ou dix battemens par minute.

Toutes ces différentes confidérations m'ont donné lieu d'en tirer bien des inductions. J'ai donc penfé que fi l'activité de cette matière éthérée eft fi grande, que le fimple frottement joint à la chaleur de la main, la mette en état de pénétrer en un inftant tous les corps, il feroit peut-être probable que, fi l'on enduifoit intérieurement un cilindre avec des matières fpiritueufes, les écoulemens de la matière électrique pourroient entraîner avec eux, en même tems, des écoulemens de la matière contenue dans le vaiffeau, & en introduire dans les corps, où elle pénètre elle-même, les particules les plus pures & les plus fubtiles.

J'en fuis venu jufqu'à me flatter de
produire un effet qui eft le plus fou-
vent impoffible à tout l'Art de la
Médecine; c'eft d'introduire dans
les parties les plus internes du corps
humain des médicamens topiques,
qui, foit par des chocs réitérés puf-
fent défobftruer les vaiffeaux, foit
par un courant non intérrompu puf-
fent déterger, confolider, porter
un baume dans les parties jufques
ici inacceffibles à l'Art. Car on
n'a guére d'autre moyen pour introduire les Médicamens que de
les faire avaler; mais en fe ramaf-
fant dans l'eftomac, & en s'y digé-
rant, il faut pour ainfi dire, qu'ils
changent de nature avant qu'ils
puiffent arriver aux parties offen-
fées; & étant ainfi altérés, il peut
fe faire non-feulement qu'ils ayent
perdu toute leur vertu bienfaifante,
mais encore qu'ils ayent acquis des
qualités nuifibles. Au lieu que s'il
étoit poffible de les introduire dans

le corps par le moyen de l'Electricité, ce seroit une manière tout-à-
fait douce & * commode d'administrer les remèdes avec toute leur activité, & d'une manière pour ainsi
dire insensible.

J'ai tâché de fortifier mes con-
jectures & mes raisonnemens par
l'expérience, & j'ai eu lieu de me
convaincre qu'en effet les écoulemens de la matière électrique en-
traînent les particules les plus sub-
tiles des matières qui sont mises
dans le cilindre. J'en ai garni un
intérieurement d'un enduit d'environ six lignes d'épaisseur ; & m'en
étant servi tous les jours pendant
l'espace de quatre mois, la matière

---

* Quelle commodité ne seroit-ce pas en effet, si
en laissant le dégoût & l'amertume de la Médecine dans le Cilindre on étoit sûr de s'en appliquer
toute la vertu en y touchant du bout du doigt ?
mais quel secours dans les maladies vénériennes,
pour introduire le mercure, prodigieusement
divisé ; & en épargnant aux malades l'attirail
des frictions, pour les guérir d'une manière im-
perceptible, &c. &c.

de cet enduit a perdu peu à peu
toute sa vertu, & elle s'est consom-
mée au point de s'amincir comme
une feuille de papier; enfin il n'en
est resté qu'une espèce de *tête morte*,
qui n'avoit plus ni odeur, ni saveur;
le verre même s'est consommé au
point de se fêler en plusieurs endroits dans toute sa longueur. Cette
dissipation de l'enduit, à force de
faire tourner le cilindre, m'a paru
un phénomène digne de la plus
grande attention. Je puis assurer
très-certainement de l'avoir éprou-
vé dans le cilindre dont je parlois
tout à l'heure; & deux Religieux
qui cultivent la Phisique, & qui se
plaisent sur-tout dans cette partie,
l'ont observé avec moi, & ont éxa-
miné le fait avec la plus scrupu-
leuse attention. L'un d'eux très-
expert dans les Méchaniques, a fait
éxécuter ma Machine, & assiste
sans relâche à toutes mes Expériences. Tous les deux m'ont aidé

affiduement dans mes occupations Littéraires à recueillir les Matériaux dont je compose mon Dictionnaire. Non contens d'avoir apporté à cet éxamen les yeux les plus critiques, nous avons fait éxaminer la chose à différentes personnes; ce qui ne m'a laissé aucun doute sur sa réalité.

Il est vrai que cette dissipation ne réussit pas de la même façon avec tous les cilindres, comme j'aurai l'honneur de vous le dire plus bas; car j'en employe de différens, & avec divers enduits suivant les maladies que je me propose de guérir. Cependant la plûpart qui étoient d'abord très-opaques, deviennent de jour en jour plus diaphanes, & ils perdent peu à peu leur activité. Encore hier au soir, comme j'employois d'un cilindre enduit de baume du Pérou, dont je me suis servi pendant deux mois, j'observai qu'il commençoit d'opé-

rer si foiblement, quoiqu'il eût été
excellent dans les commencemens,
que si je ne prenois le parti d'en re-
nouveller l'enduit, il me devien-
droit bientôt tout à fait inutile. J'ai
observé aussi que l'enduit dure plus
ou moins à proportion de la vola-
tilité de la matière dont il est com-
posé. L'activité d'un cilindre nouvellement enduit est beaucoup plus
forte; la troisiéme fois qu'on s'en
sert on 's'apperçoit qu'elle est déja
bien diminuée, sur-tout si la matière de l'enduit est fort volatile; je
m'en suis même apperçû quelquefois à la seconde. Les sels volatils,
mis dans le cilindre, opèrent un effet très-prompt & très-considéra-
ble; & étant électrisés, ils donnent
une petite flamme vive & colorée,
mais très-peu ou point de percus-
sion. Les sels fixes au contraire mis
en enduit, ne rendent que peu ou
point de lumière, & même y sont
quelquefois un obstacle; mais s'ils

font électrifés, ils donnent une étincelle, & un coup qui occafionne une fenfation affez vive : il n'eft pas befoin que je vous en faffe fentir la raifon.

Mais je vais vous informer d'un phénomène qui eft véritablement merveilleux, & qui confirme puiffamment tout ce que j'ai dit ci-deffus. Une perfonne étoit incommodée d'une douleur à la hanche, & par l'avis du Médecin elle y avoit appliqué du *Surpoin* *. Je l'électrifai avec un Cilindre qui n'avoit jamais fervi, & que j'avois enduit de Baume du Pérou. Le vaiffeau étoit bouché comme hermétique-

---

* Le Surpoin, en Italien *Efipo* ou *Ifopo humido*, n'eft autre chofe que la graiffe qu'on tire de la laine nouvellement tondue avant de la laver; on fait fondre cette graiffe à petit feu, enfuite on la lave avec de l'eau froide, & on l'expofe au foleil jufqu'à ce qu'elle devienne blanche. Diofcoride & Pline lui attribuent beaucoup de vertus. On l'appelle en Latin *Œfipum*.

ment avec de la poix & d'autres in-
grédiens ; enforte que l'odeur du
Baume ne tranfpiroit aucunement.
La perfonne électrifée dormit tran-
quillement, & eût pendant la nuit
une fueur abondante. Mais voici
le plus fingulier , malgré la mau-
vaife odeur du *Surpoin* , fa fueur, fa
chemife , toute fa chambre exha-
loient une odeur très-forte & très-
agréable de Baume du Pérou. Ses
cheveux communiquoient la même
odeur aux doigts & même au peigne
dont elle fe fervoit. Ses chemifes
trempées de fueur, & féchées de-
vant le feu continuoient d'exhaler
la même odeur. Je répétai le lendemain la même expérience fur une
perfonne faine, fans lui dire de quoi
il étoit queftion, & une demie heure
après elle fentit une douce chaleur
qui fe répandit dans tout fon corps ;
& ce qui eft plus furprenant, elle fe
fentit une pointe de gayeté qui ne lui
étoit pas naturelle, fon tempérament

étant au contraire tourné à la mé-
lancholie. Les perfonnes qui étoient
près d'elle & qui ignoroient le fait
lui demandoient d'où venoit cette
bonne odeur. Elle la fentoit auffi
elle-même, mais non pas tant que la
première perfonne que j'avois électrifée. J'ai fait depuis plufieurs fois
la même expérience avec le même
Cilindre, mais il ne rendoit que
peu ou point d'odeur Balfamique,
& aucune des perfonnes que j'ai
électrifées ne l'a fentie; c'eft jufte-
ment le vaiffeau dont je difois tout à
l'heure que je m'étois fervi encore
hier au foir, & qui a befoin d'être
renouvellé.

Après de pareilles obfervations,
je crois qu'on ne me blâmera pas fi
j'ai conçû quelque efpérance que
mes Cilindres enduits d'une manière
convenable puiffent procurer la guérifon de diverfes maladies, & fournir
à la Médecine une façon d'opérer
inconnue jufqu'à préfent. En effet,

des médicamens incififs & apéritifs
mis dans le Cilindre & adminiftrés
à propos ont provoqué facilement
les règles à des femmes qui en
avoient foufert une longue inter-
ruption. J'ai paffé de-là à diverfes
Expériences, & j'ai fait un petit af-
fortiment de Cilindres diurétiques,
hiftériques, anti-apopleétiques, fu-
dorifiques, cordiaux, balfamiques,
&c. dont je me fers fuivant l'occa-
fion, en me dirigeant toujours par
les avis d'un fage & habile Médecin. Graces au Ciel mes effais ont
affez bien réuffi jufqu'à préfent,
quoique des Médecins encore neufs
en matière d'Electricité, ayent ré-
pandu des difcours peu obligeans
fur ma Médecine électrique, en
s'éforçant d'infpirer à bien des perfonnes des frayeurs imaginaires.

Entre les différens fuccès que
j'ai eu ces jours paffés, j'en citerai
trois qui font affez remarquables.
Un Gentil - homme d'environ 26

ans, étoit affligé d'une fluxion opi-
niâtre aux jambes, & principale-
ment à la gauche, caufée furtout, à
ce qu'il difoit, pour avoir manqué
plufieurs fois d'effuyer fes jambes
après s'être baigné, & les avoir laif-
fées fécher d'elles-mêmes : il en étoit
l'hyver dernier au point de ne pou-
voir prefque plus marcher, fentant
fes jambes comme perclufes. Après
bien des remèdes, on lui ordonna
au Printems les bouillons de vipère,
qui l'avoient un peu foulagé, mais
fans lui redonner le libre ufage de
fes jambes. Il eut envie d'effayer
de l'Electrifation, & fon Médecin
y confentit. Je l'électrifai donc avec
un Cilindre préparé pour fa mala-
die, & je lui tirai plufieurs fois des
étincelles des jambes, furtout de la
plus affligéé, tout cela pendant
quelques minutes. La nuit fuivante
il dormit délicieufement contre fon
ordinaire, fans reffentir fes inquié-
tudes & fes agitations accoutumées,

& le lendemain matin il me fit voir
une petite enflûre de la grandeur
de 4 doigts, un peu rougeâtre, &
dure, proche de la cheville du pied
gauche, qui lui causoit une légère
démangeaison sans douleur. Cependant il sentoit une humeur chaude
qui se répandoit dans toute sa jambe,
ce qui me fit conjecturer que j'avois
mis la fluxion en mouvement. Pendant huit jours, après un sommeil
tranquille, il ne cessa de trouver
tous les matins sa jambe si trempée
de sueur, qu'elle paroissoit avoir été
mouillée. Il l'essuyoit soigneuse-
ment, & il se trouve depuis ce
tems-là aussi sain & aussi dispos,
que s'il n'avoit jamais eu d'incommodité.

Quelques jours après j'eus la visite
de M. l'Evêque de *Sebenico*, qui
se trouve actuellement à Venise, avec
un Gentil-homme, deux Prieurs con-
ventuels, & un Médecin, & il me
pria d'éprouver sur lui ma Médecine

électrique. Ce Prélat âgé de 75 ans
avoit les doigts tout à fait crochus
d'une goute invétérée, enforte qu'il
ne pouvoit depuis bien des années
ouvrir ni fermer abfolument la main.
La goute le tenoit aux pieds à peu
près de même, il ne pouvoit plier
les genoux ni marcher, fans être fou-
tenu par deffous les bras; il falloit
auffi le placer bien doucement dans
fon lit. Je préparai pour cette élec-
trifation un Cilindre garni de médicamens difcuffifs & anti-apoplec-
tiques. A peine eûs-je commencé à
l'électrifer, que ce Prélat, à fon grand
étonnement, commença à faire quelque mouvement de fes doigts. Je
le laiffai repofer quelque tems, &
je fis obferver en attendant, quelques phénomènes d'Electricité à
ceux de fa fuite : mais ce commen-
cement de fuccès le rendant impa-
tient, il voulut être électrifé de nouveau avec le même Cilindre. Je répétai donc l'opération penda nt en

viron deux minutes , & voila tout à
coup que le Prélat ouvre ſes deux
mains, & ſerre les poings d'une telle
force , qu'ayant ſaiſi le bras d'un des
Religieux , celui-ci fut obligé de lui
demander quartier , parce qu'il le
ſerroit trop fort. Il ſe mit à ſe pro-
mener tout ſeul , a s'aſſeoir , à bat-
tre des mains ; il s'agenouilla ſans
ſecours ſur une chaiſe d'appui , &
il ſe releva avec vigueur ſur ſes deux
mains ; il frappoit des pieds contre
terre , il croyoit rêver , & deman-
doit à tous les aſſiſtans ſi on lui en
avoit jamais vû faire autant. Le Médecin qui étoit préſent, avoua que
la Médecine n'avoit en effet pour
de ſemblables maux que des remèdes palliatifs & généraux , qui ſer-
voient tout au plus à rendre le mal
moins inſupportable , mais qu'elle
n'en avoit aucun de vraiment ſpéci-
fique , encore moins d'auſſi prompt.
Quand il fut queſtion de s'en aller ,
le Prélat ne voulut point de ſou-

tien, il defcendit l'efcalier d'un air
délibéré, & entra dans fa gondole
avec prefque autant de vigueur
qu'un jeune homme, ne ceffant, à
ce qu'on m'a rapporté, de raconter
à tout le monde fa guérifon qu'il
qualifioit de prodige. Il a perfifté
deux jours dans cet état de vigueur
& de fanté, mais le troifiéme jour,
ne s'étant pas ménagé affez fcrupu-
leufement, il lui eft furvenu quelque léger retour d'incommodités
aux deux doigts du milieu, qui peut-
être étoient les plus affligés. En effet, c'étoient ceux dont j'avois eu le
plus de peine de tirer des étincelles,
furtout aux articulations, cependant
j'y avois enfin réuffi. Il eft toujours
certain que fon incommodité eft
infiniment moindre, puifqu'à cela
près, il peut fe dire guéri. Il a cependant deffein de répéter l'opération, tant pour opérer une guérifon plus parfaite, que pour la main-
tenir, & j'y donnerai affurément
tous

tous mes soins. Je suis au reste persuadé de deux choses ; l'une, qu'il ne seroit pas mal d'user de quelques préparations avant d'éprouver la médecine Electrique ; l'autre, que pour en soutenir l'effet, il seroit aussi besoin d'observer quelque régime, & surtout de ne pas s'exposer inconsidérément au grand air. Il est aisé d'imaginer combien son action doit être dangéreuse sur un corps dont les pores sont fort ouverts, ou qui est encore affoibli d'une si rude épreuve.

La guérison de ce Prélat ne pouvoit manquer d'être bientôt répandue. Aussi trois jours après une Dame déja séxagènaire vint recourir au même Remède, pour une incommodité qui la tenoit aux mains, & qui l'empéchoit de s'en aider depuis plus de six mois. Elle avoit les doigts rouges & très-enflés, avec cette circonstance de plus, qu'elle ne pouvoit pas tenir les mains fermés un seul moment, à cause d'un tremble-

ment confidérable qui fe faifoit fentir dans fes deux bras. Je fis fur
cette Dame la même expérience
que j'avois faite fur le Prélat, &
en deux minutes de tems elle commença à remuer les doigts & à ferrer
la main. Etant retournée un autre
jour elle me montra fes mains, dont
la rougeur & l'enflûre étoient confi-
dérablement diminuées; & au lieu
que d'abord elle ne pouvoit prefque
pas s'en fervir, dès la première élec-
trifation elle mit fes gants, elle fouilla
très-librement dans fa poche; en un
mot, elle fit tout ce qu'auroit pû
faire une perfonne faine. Elle avoit
pourtant encore un refte d'enflûre,
mais fans douleur, & la paralyfie
étoit fi bien diffipée, qu'elle fe pro-
pofoit d'écrire dès qu'elle feroit retournée chez elle, ce qu'elle n'avoit
pû faire depuis plufieurs mois. Elle
me dit qu'elle avoit été fort long-
tems entre les mains des Médecins,
fans en avoir reçû du foulagement;
elle fut parfaitement rétablie au

moyen de l'électrisation, & elle
partit fort contente pour sa maison
de campagne.

J'ai fait beaucoup d'autres Expériences, & je ne cesse d'en faire
tous les jours; j'ai eu jusqu'ici la
satisfaction de voir que les effets ré-
pondoient aux qualités des remèdes
contenus dans les Cilindres. Quel-
ques-uns de mes amis ont aussi mis la
main à l'œuvre, & nous avons fait
des expériences très-heureuses, soit
en aidant la digestion, soit en pro-
voquant la transpiration, ou en con-
solidant des playes en peu de tems,
par le moyen des Cilindres balsa-
miques; en dissipant des vapeurs
hypocondriaques; des douleurs de
fluxions, enfin dans plusieurs genres
de maladies. Je ne crois pas au
reste me tromper en me persuadant
que les effets que j'ai observés, doivent être spécialement attribués à
l'enduit que je donne à mes Cilindres, plutôt qu'à la seule vertu de
l'Electricité. Je me souviens du

doute que vous avez témoigné, &
de l'avis très-judicieux que vous
m'avez donné à ce fujet, il m'a été
auffi donné par le fçavant M. *Bec-
cari*. Je ne l'ai pas perdu de vûe
dans tout le cours de mes expériences, & toutes mes obfervations m'ont
confirmé de plus en plus dans mon
opinion. Certainement fi les écoulemens des matières contenues dans les
Cilindres les traverfent, jettent dif-
férents rayons de lumière, & péné-
trent dans les corps au point qu'on a
pû le voir dans le grand nombre
d'Expériences que j'ai rapportées, il
paroît raifonnable de croire que s'in-
finuant comme une efpèce d'infpi-
ration par tous les pores les plus in-
fenfibles, ils doivent opérer, dans les
endroits où ils parviennent, les effets
qui leur font naturels; toutes fois je
m'en rapporte volontiers au juge-
ment de ceux qui pourroient avoir
de plus grandes lumières que moi à
cet égard. J'ai employé le Cilindre
de verre fimple, & j'ai obfervé à la

vérité qu'il communiquoit l'Electricité plus promptement qu'un verre enduit; mais la lumière, l'étincelle & le coup font différens. Les effets le font auſſi, l'un eſt plus promt mais bien plus foible & paſſager, l'autre eſt plus lent mais plus durable & plus parfait. J'électriſai ces jours paſſés avec le Cilindre ſimple, un homme qui avoit été attaqué d'apopléxie pour la troiſiéme fois depuis trois ans; il lui en étoit reſté une paralyſie qui s'étoit fixée ſur la langue, de façon qu'il n'étoit preſque pas poſſible d'entendre ce qu'il diſoit : tout d'un coup il prononça deux ou trois paroles diſtinctes, mais il recommença bientôt à begayer comme auparavant. Je dois l'Electriſer de nouveau avec un Cilindre anti-apoplectique, nous verrons comment la choſe réuſſira.

Mais par malheur je ſuis encore obligé d'aller en tatonnant pour la doſe des remèdes, & ſi je puis parler ainſi, pour celle de l'opération

même. J'éprouve à ce sujet des va-
riations singulières, & je ne puis
attendre des lumières que de l'expérience. Une personne qui souf-
froit des douleurs occasionnées par
une acreté d'humeurs, éprouva un
soulagement considérable d'une
première Electrisation ; je la répétai
quelque tems après pendant une de-
mi-heure, ses douleurs empirèrent
& lui otèrent le sommeil. Je revins
à la charge ces jours passés & je
l'Electrisai seulement pendant cinq
à six secondes, elle s'en trouva beaucoup mieux, & elle dormit très bien.
Je répétai encore l'opération
avanthier avec le même succès. Cer-
taines maladies, certains tempé-
ramens demandent une Electrisation
plus ou moins longue; il faut espérer
que s'il plaît à Dieu, le tems nous
donnera de plus grandes lumières à
cet égard. On peut dire que la Découverte est encore au berceau, &
pour lui donner de l'accroissement,
il me faut d'autres secours & d'autres

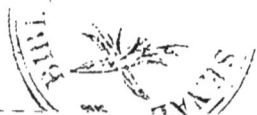

lumières que celles que les livres peuvent me fournir. J'en ai fait part il y a quelques jours à l'illustre M. Morgagni, il a eu la bonté de me donner quelques avis , & il m'a puissament exhorté à pousser plus avant une découverte aussi singulière , & qui peut être d'un si grand secours à la Médecine. Il m'a conseillé de recueillir les plus petites circonstances de chaque cure , & de m'aider dans l'occasion des avis d'un Médecin habile & prudent. Je ne manquerai pas de suivre éxactement les conseils de ce sçavant homme , & je lui rends conte de tems en tems du succès de mes opérations.

Si vous jugés à propos de faire part de mes observations à quelques uns des membres de notre Académie, je vous en laisse le maître , autant que cela ne les importunera pas. Je les supplierai en ce cas là de m'honorer de leurs avis , & de me faire part des vues que leur pourra fournir l'importance du sujet , & qui

suppléeront aux bornes de mes con-
noissances; cela m'engagera peut-
être à faire un plus grand nombre
d'expériences & un recueil d'observations plus complet. Mais indépendamment des grandes lumières que
j'espère de tirer de notre sçavante
Académie, je me flatte que vous
voudrés bien aussi m'aider des grâ-
ces de votre style, qui sçait si bien
embellir les sujets les plus stériles.
Je vous prie cependant d'excuser
la longueur de ma Lettre, qui vous
le paroîtra peut-être moins si vous
ne faites attention qu'à l'importance
des choses dont elle traite,

J'ai l'honneur d'être &c.

Lû ce 22 Janvier 1750. CLAIRAUT.

Vû l'Approbation, permis d'Imprimer à la
charge d'enregistrement à la Chambre Syndi-
cale le 24 Janvier 1750. BERRYER.

*Registré sur le Livre de la Communauté des Li-
braires & Imprimeurs de Paris, N°. 3372. con-
formément aux Réglemens & notamment à l'Arrêt
du Conseil du 10 Juillet 1745. A Paris le 24
Janvier 1750.*

LE GRAS, *Syndic.*

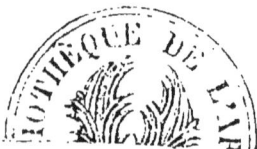

www.ingramcontent.com/pod-product-compliance
Lightning Source LLC
Chambersburg PA
CBHW060442210326
41520CB00015B/3816